AF454674

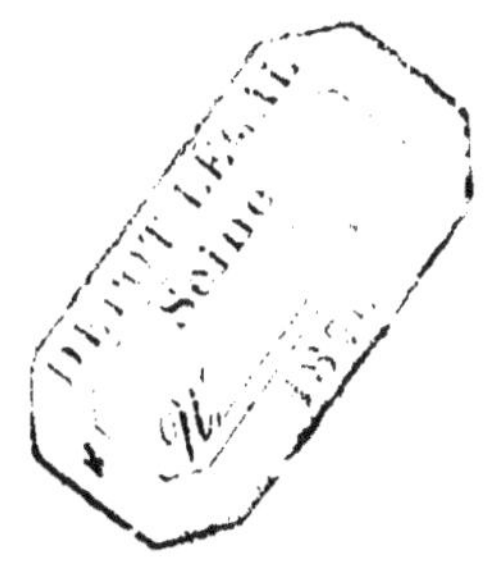

LA JAUNISSE DU CHIEN

CONSIDÉRATIONS

SUR

LA JAUNISSE DU CHIEN

ET

SON TRAITEMENT

Par M. WEBER

MÉDECIN VÉTÉTÉRINAIRE A PARIS

MEMBRE DE LA SOCIÉTÉ IMPÉRIALE ET CENTRALE DE MÉDECINE VÉTÉRINAIRE

PARIS

P. ASSELIN, SUCCESSEUR DE BÉCHET JNE ET LABÉ,

Place de l'École-de-Médecine,

1870

CONSIDÉRATIONS

LA JAUNISSE DU CHIEN

SON TRAITEMENT.

Je me propose d'étudier sous ce titre une maladie qui, par sa marche rapide et par sa gravité, m'a paru devoir appeler l'attention des pathologistes vétérinaires.

Je ne crois pas trop m'avancer en disant que, jusqu'à ce jour, la jaunisse du chien a été considérée par tous les vétérinaires comme une affection, sinon toujours, au moins généralement mortelle, et en présence de laquelle la thérapeutique se trouvait souvent réduite à l'impuissance.

Les écrivains qui ont le plus parlé de cette maladie n'étaient pas, il faut bien le reconnaître, très-compétents, car c'est le plus généralement dans les traités de chasse qu'on trouve la description et le traitement de cette maladie. Aussi les théories les plus singulières et les traitements les plus différents ont été produits, sans qu'il en soit résulté grand bien, ni pour la science, ni pour les malades.

Quelques vétérinaires ont cependant traité la question et ont cherché à la rattacher à un ordre de lésions anatomiques donné, et cependant il faut bien reconnaître que, dans un grand nombre de cas, les lésions anatomiques font défaut ; au moins, cela résulte de mon expérience particulière.

§ Ier.

Avant d'aller plus loin, il me paraît important de dire ce que j'entends par la jaunisse du chien, en laissant de côté les formes de maladie dans lesquelles la teinte ictérique n'est qu'un symptôme de lésions anatomiques graves et qu'il ne faut pas songer à guérir.

La jaunisse du chien, telle que j'ai été à même de l'observer le plus souvent, n'est autre que l'ictère simple et grave de l'homme, et c'est de cette forme seulement que j'entends parler ici ; elle correspond assez bien à la maladie de l'homme que M. Ozanam a désignée sous le nom d'*ictère essentiel de forme grave*, ou qu'on a désignée encore sous le nom d'*ictère malin*.

Il est vrai que, dans un grand nombre de cas, la teinte ictérique n'est qu'un symptôme qui se rattache à des lésions plus ou moins graves, mais presque toujours graves, telles que les déchirures du foie, les abcès du foie, les kystes, les tumeurs de l'organe, la cirrhose, les obstructions ou les déchirures des canaux excréteurs de la bile, les invaginations intestinales.

Tandis que l'*ictère essentiel bénin* est si fréquent chez l'homme, qui en est fort peu incommodé, il est au contraire assez rare chez le chien, qui, par contre, est très-fréquemment atteint d'*ictère grave*, presque toujours mortel ; cependant, à l'autopsie des animaux qui succombent, on ne rencontre que rarement des lésions anatomiques suffisantes pour expliquer la mort rapide et la gravité des symptômes observés pendant la vie.

Aussi, laissant de côté les cas où l'ictère est symptomatique, comme dans les affections que je viens d'énumérer plus haut, je me propose d'étudier, sous le nom de *jaunisse du chien*, la maladie qui atteint si souvent cet animal, et qui est chez lui si grave et si rapide dans sa marche, et n'entends parler que de l'*ictère essentiel de forme grave*.

Le sexe ne paraît pas avoir d'influence bien marquée sur la production de la maladie ; je l'ai vue se manifester aussi souvent sur les femelles que sur les mâles, et s'il y avait une différence, je serais disposé à affirmer qu'elle tient tout simplement au plus grand nombre des mâles que nous avons à traiter parmi ces animaux.

L'âge non plus ne me paraît pas exercer une sensible influence. J'ai vu la maladie apparaître aussi bien sur les jeunes, sur les adultes et les vieux chiens, sans qu'il me soit possible de dire quels sont ceux qui sont de préférence atteints.

Bien qu'il soit souvent difficile de remonter de l'effet à la cause, je ne crois pas trop m'avancer en disant que les causes productrices les plus fréquentes de cette maladie sont : 1° les excès ayant amené une grande fatigue ; 2° les longues marches ; 3° les chasses très-prolongées ; 4° les refroidissements subits ; 5° les violences extérieures ; 6° l'abus des vomitifs et des purgatifs violents ; 7° la constipation.

Ainsi, on voit la maladie apparaître :

Sur les chiens d'arrêt, quelques jours après l'ouverture de la chasse, c'est-à-dire après quelques jours de fatigue extrême, sans entraînement préalable ;

Sur les chiens courants, après de longues journées de chasse, et surtout quand des chiens qui ne sont pas très-vites sont forcés de chasser avec des chiens de grand pied ; sur les chiens qui ont fait de longues routes en suivant des chevaux ou des voitures ;

Sur des animaux qui, après une longue course, ont été forcés de se jeter à l'eau, soit pour suivre du gibier, soit accidentellement ;

Sur des animaux qu'on a soumis (comme cela arrive souvent chez les gardes) à l'action de purgatifs drastiques, ou bien encore de certains vomitifs administrés en vue de guérir la maladie des jeunes chiens ;

Sur les animaux ayant reçu des coups ou des compressions dans la région du foie ou du ventre ; enfin, la constipation, qui est si fréquente chez les chiens condamnés à vivre à l'appartement, dans les grandes villes, m'a paru jouer le rôle le plus important dans la production de

cette grave maladie. On a dit aussi que la colère et les combats achar-
nés, les frayeurs et l'ennui, pouvaient produire la jaunisse.

Le début de l'affection est variable ; mais, le plus souvent, les malades présentent les symptômes suivants : tristesse, prostration extrême ; souvent de la difficulté de la locomotion ; dos voûté en contre-
haut, accélération notable du pouls, nez chaud et sec, conjonctives et
muqueuse buccale d'un rouge assez vif, bouche chaude et sèche, poil
piqué, notamment sur le dos ; le ventre dur, souvent sensible, surtout
vers la région du foie ; en très-peu de temps, le ventre semble se col-
ler aux lombes ; bientôt l'animal refuse complétement tous les aliments
solides et liquides ; mais il a une soif ardente et ne veut boire que l'eau
claire, dont il est très-avide ; souvent, le malade paraît avoir des co-
liques ; bientôt survient un symptôme qui fait rarement défaut : ce sont
les vomissements bilieux, fréquents et souvent mêlés de sang ; les
urines deviennent foncées, sanguinolentes ; il y a le plus souvent constipation, mais quelquefois diarrhée, et les matières excrémentitielles
sont sanguinolentes ; souvent même, le chien rend du sang en nature.

Déjà à cette époque, pour l'œil un peu exercé, la maladie ne se mé-
connaît pas ; mais bientôt il n'y a plus de doute possible, la teinte jaune
arrive, les muqueuses sont les premières envahies, mais bientôt toute
la peau présente la teinte ictérique ; cette teinte varie quelquefois du
jaune paille au jaune foncé, sans qu'il soit possible d'attacher une
grande importance à cette variété de coloration.

Le pouls devient moins fort et surtout beaucoup plus lent ; l'urine
prend alors une teinte jaune très prononcée ; l'animal s'affaiblit de
plus en plus, il se lève difficilement et exhale par la gueule une odeur
désagréable et particulière ; la faiblesse devient extrême ; *il maigrit
presque à vue d'œil ;* les extrémités se refroidissent ; il devient indiffé-
rent à tout ce qui l'entoure, et bientôt la mort vient terminer cette
courte scène morbide, car quelquefois la maladie n'a duré que deux

jours ; mais cependant, en général, on peut dire que sa durée varie de deux à cinq jours.

Dans certains cas, il survient de la toux, de l'accélération de la respiration, et une affection du poumon vient compliquer la jaunisse (M. Leblanc).

Si on saigne pendant le cours de la maladie, le sang a une odeur toute particulière, et le sérum est fortement coloré en jaune.

A partir du moment où la teinte jaune des tissus est survenue, les matières fécales sont souvent grisâtres, décolorées, tandis qu'au début de l'affection elles présentent habituellement un aspect foncé, noirâtre, et sont quelquefois mêlées de sang.

La terminaison a été, jusqu'a présent, le plus souvent mortelle ; on a enregistré quelques cas rares de guérison, mais si rares que cela n'a jamais constitué qu'une exception. Les altérations pathologiques, sans être constantes d'une façon absolue, sont cependant, dans la généralité des cas, les suivantes :

Tous les tissus sont colorés en jaune ; la muqueuse intestinale est quelquefois le siége d'altérations, quelquefois elle est parfaitement saine. Le foie, dans certains cas, a augmenté de volume ; dans d'autres, il a diminué ; la coloration de cet organe est aussi fort variable, et, très-souvent aussi, il ne présente aucune altération ; mais une chose qui m'a paru *constante*, à l'autopsie des chiens morts à la suite d'ictère grave, c'est l'accumulation de la bile dans la vésicule biliaire ; cette bile est épaisse et d'un jaune verdâtre foncé.

En présence de ces lésions pathologiques, il m'a semblé que la jaunisse du chien pourrait bien n'être pas une maladie tout à fait incurable : toute la question à résoudre me paraissait être de trouver un médicament capable de combattre l'état torpide du foie, point de départ probable des troubles observés pendant la maladie.

J'avoue que les études microscopiques, qui auraient été le complément nécessaire des lésions pathologiques, me font complétement défaut.

« Chez l'homme, l'*ictère grave* ne correspond pas à une lésion dé-
« terminée qui le caractérise d'une manière pathognomoniqne. Les
« lésions anatomiques qu'on a rencontrées jusqu'ici chez les malades
« qui ont succombé avec les symptômes de l'ictère grave sont :

« 1º La destruction des cellules hépatiques, fait fondamental s'ac-
« compagnant tantôt de cellules graisseuses abondantes et de diminu-
« tion de volume du foie (atrophie jaune, graisseuse, aiguë) ; tantôt
« de la présence d'éléments particuliers, cellules fusiformes, etc., alté-
« rations que M. Gubler désigne sous le nom de *ramollissement bilieux*
« *aigu ;*

« 2º D'après le même auteur, une forme particulière de la cirrhose,
« que nous avons décrite d'après lui. Dans certains cas, et qui de-
« viennent plus nombreux de jour en jour, aucune lésion du foie ne
« se rencontre chez les sujets qui ont succombé à l'ictère grave.

« L'attention s'est peut-être portée, jusqu'ici, d'une manière trop
« exclusive sur le foie. L'état des reins, de la rate, mérite d'être pris
« en sérieuse considération. Lorsqu'on se trouve en présence d'un ic-
« tère grave, il est impossible, dans la majorité des cas, de déterminer
« par avance avec certitude s'il y aura des lésions du foie. Mais on
« peut affirmer que, si la lésion existe, elle aura pour caractéristique
« la destruction des cellules hépatiques avec les autres altérations qui
« lui sont connexes ou celles de la cirrhose aiguë.

« Nous sommes porté à admettre, avec M. Monneret, que la gravité
« des symptômes observés dans l'ictère grave tient à la fois au trouble
« de la sécrétion biliaire et à l'altération du sang. »

C'est M. le docteur Blachez qui parle ainsi, dans une remarquable
thèse sur l'ictère grave de l'homme, soutenue au concours d'agréga-
tion près la Faculté de médecine de Paris.

Ces réflexions, qui ont été inspirées à M. Blachez par l'étude de l'ictère grave de l'homme, peuvent très-bien, ce me semble, s'appliquer à l'ictère grave du chien.

Le diagnostic de la maladie peut quelquefois, au début, être difficile ; mais la soif ardente, les vomissements bilieux et les hémorrhagies, mettent promptement sur la voie ; la coloration jaune ne tarde pas à apporter une confirmation nouvelle.

L'ictère grave du chien débute tout à coup avec les signes graves que nous avons énumérés, tandis que la jaunisse symptomatique arrive lentement, après quelques jours de maladie, et, quelquefois même, elle survient après plusieurs atteintes de maladie. Jusqu'à présent, le pronostic de la jaunisse du chien avait toujours été considéré comme grave ; peu de malades atteints de cette maladie échappaient à la terminaison fatale.

§ II.

Comme cela arrive pour toutes les maladies considérées comme à peu près incurables, le traitement de l'ictère grave du chien a été des plus variés : les uns ont employé les antiphlogistiques, la saignée, les révulsifs ; les autres, les purgatifs ; les autres, les toniques ; et tous ces moyens ont eu à peu près le même succès : c'est-à-dire que quelques malades guérissaient par hasard et malgré tout ce qu'on avait pu faire, tandis que le plus grand nombre mourait quelquefois de la maladie, et quelquefois du traitement, qui venait compliquer la maladie. Je vais passer en revue les moyens de guérison proposés par les différents vétérinaires qui ont écrit sur cette maladie.

M. Leblanc père, qui a écrit ce qui a été fait de plus complet sur la jaunisse du chien (1), conseille la saignée plusieurs fois répétée au début ; la manne et le sulfate de magnésie, les lavements amylacés et lau-

***

(1) *Journal des haras*, année 1837, p. 103.

danisés ; s'il y a diarrhée, le diascordium à la dose d'un demi-gros ; il insiste beaucoup sur les moyens hygiéniques, les panades au beurre auxquelles on substitue plus tard le bouillon ; l'habitation dans un endroit sec et chaud.

Hurtrel d'Arboval (1), s'inspirant du travail publié par M. U. Leblanc, prescrit aussi la saignée au début, les boissons mucilagineuses et nitrées, les lavements émollients, etc.

M. Prudhomme ()2 dit : « Le traitement de la jaunisse ne réussit pas « souvent ; car c'est une des maladies les plus meurtrières de l'espèce « canine. Cependant, on a obtenu de très-bons résultats d'une petite « saignée et de breuvages de petit-lait, de mucilage de lin, de décoc- « tions de carottes, d'orge, dans lesquelles on ajoute quelques grammes « de crème de tartre, les lavements amylacés et opiacés. »

Hertwig, professeur à l'École de Berlin, prescrit l'emploi des vomitifs, une purge légère : par exemple, *du calomel dans du miel,* ou de la crème de tartre, et des frictions sur le ventre avec le liniment ammoniacal.

M. C. Leblanc (3) conseille les bains d'eau de son, les sangsues sous le ventre ; les lavements émollients, le sulfate de soude, s'il y a constipation ; les sinapismes autour des pattes et de la poitrine, et il ajoute : « Si le mieux n'est pas immédiat, la mort termine l'affection. »

M. Lafosse (4) conseille les moyens proposés par M. C. Leblanc, la tisane de carottes et la crème de tartre, et, si la faiblesse est extrême, il engage à recourir au vin de quinquina.

Je me suis borné à citer ici les auteurs vétérinaires les plus autorisés qui ont traité de la jaunisse du chien ; pour mon compte, j'ai eu succes-

---

(1) *Dictionnaire de médecine et de chirurgie vétérinaires,* 2e édition, t. III.

(2) *Chasseur rustique* d'HOUDETOT, 2e édition, p. 428.

(3) *Nouveau Dictionnaire pratique de médecine et de chirurgie vétérinaires,* t. III, p. 625.

(4) *Traité de pathologie vétérinaire,* t. III, p. 776.

sivement recours à tous ces moyens, et c'est désespéré des résultats inconstants obtenus que je me suis demandé s'il n'y avait pas lieu de rechercher un médicament qui, par son action spéciale sur le foie et la vésicule biliaire, pourrait agir plus puissamment pour obtenir la guérison de cette redoutable maladie.

Je me suis demandé si la coloration ictérique était vraiment due à ce que la bile se mêle au sang dans la jaunisse, comme cela a été dit, ou bien si elle n'est pas due plutôt à ce que le foie ne fonctionnant pas, ou fonctionnant d'une façon incomplète, il y avait une séparation incomplète du sang des éléments constituants de la bile.

Je pencherais fort pour cette supposition, et ce qui viendrait la confirmer, c'est que la coloration ictérique survient surtout lors des atrophies du foie, de sa transformation graisseuse, ou bien lorsque la substance de l'organe est envahie par des tissus étrangers, tels que les tumeurs cancéreuses; on ne saurait guère supposer que dans ces cas il y a sécrétion trop abondante de la bile et mélange avec le sang, il me paraît infiniment plus simple d'admettre que les fonctions de la glande hépatique étant insuffisantes pour séparer du sang les éléments qui peuvent lui communiquer cette teinte jaune, les liquides et les solides de l'économie sont bientôt envahis par la teinte ictérique.

Cette idée, du reste, ne m'appartient pas, car plusieurs physiologistes ont considéré la bile comme un produit purement excrémentitiel. Suivant M. Colin, la bile est d'autant plus épaisse et plus visqueuse que la sécrétion est moins abondante (et c'est du reste un peu ce qui se passe pour toutes les sécrétions); comme j'ai eu occasion de le dire déjà, j'ai été frappé de ce fait constant dans la jaunisse, à savoir : la quantité de bile épaisse, visqueuse, accumulée dans la vésicule biliaire.

M. Colin dit (1) : « Il ne me paraît pas invraisemblable que la ma-

---

(1) *Traité de physiologie comparée,*, t. II, p. 460.

« tière colorante jaune du sérum du sang, de la lymphe, de la sérosité
« des séreuses, de la synovie, soit simplement séparée du sang par le
« foie, qui l'éliminerait avec la bile ; il me semble aussi que cette ma-
« tière colorante jaune, qui probablement donne naissance à celle de la
« bile, peut, quand elle n'est plus séparée par le foie malade, devenir
« prédominante et se déposer dans les tissus et donner naissance à
« l'ictère. »

Ces données physiologiques me paraissent complétement confirmées
par les faits pathologiques, et c'est inspiré par ces réflexions qu'il m'a
paru intéressant de rechercher une médication capable de rétablir les
fonctions du foie interrompues pendant le cours de la jaunisse du
chien.

Après diverses tentatives, mon attention s'est portée sur le proto-
chlorure de mercure, dont les propriétés, comme purgatif cholagogue,
sont admises depuis longtemps, j'ai donc dans mes premiers essais
tenté dans la jaunisse l'administration de ce médicament à doses purga-
tives, mais les résultats obtenus n'ont pas été satisfaisants ; c'est alors
que j'ai pensé à administrer le médicament à doses altérantes, et les
résultats obtenus par cette médication ont de beaucoup dépassé mes
espérances : c'est à ce point qu'aujourd'hui il y a peu d'ictère essentiel
grave dont je désespère de triompher.

Sans prétendre avoir guéri tous les malades, je ne crains pas d'affirmer que depuis que je suis en possession de ce moyen, les terminaisons
malheureuses de la jaunisse deviennent plus rares, tandis qu'autrefois
la guérison était exceptionnelle, et la mort était le plus généralement
la règle.

Mais la manière d'employer le médicament n'est point indifférente,
pas plus que la forme sous laquelle il doit être administré.

Le médicament doit être employé à petites doses, renouvelées trois à
quatre fois par jour, sans cependant aller autant que possible jusqu'à

la purgation; aussitôt qu'elle survient, on doit diminuer la dose et s'arrêter même si la purgation est un peu abondante.

Aussitôt qu'un chien atteint d'ictère essentiel m'est présenté, selon sa taille je lui fais administrer des pilules de calomel de 5 à 10 centigrammes au plus, que je fais administrer depuis deux jusqu'à quatre fois par jour; cette médication est continuée pendant quelques jours si la purgation ne survient pas; si elle survient, la dose est diminuée et l'administration suspendue complétement, de façon à ne pas entretenir la purgation, qu'il ne faut pas chercher à obtenir.

L'administration du médicament sous forme de pilules m'a seule bien réussi; le calomel étant insoluble, son administration en suspension dans les liquides ne donne que des résultats inconstants et incertains.

Tout en faisant administrer le calomel, je fais donner, suivant les indications, des lavements émollients ou légèrement laudanisés. Aussitôt que les malades peuvent manger, je les fais nourrir en recommandant de ne point donner d'aliments salés.

Voilà tout le traitement, et il m'a donné des résultats, sinon constants, au moins fort encourageants.

Quelques médecins et des vétérinaires avaient conseillé l'administration du calomel dans la jaunisse, mais ce médicament a toujours été conseillé à dose purgative et non à dose altérante.

Chez quelques malades j'ai eu, sous l'influence de ce traitement, après deux, trois à quatre jours d'administration du médicament, une salivation abondante avec odeur fétide, mais je n'ai eu ni stomatite grave, ni gangrène de la gueule; chez quelques-uns il y a eu de l'ébranlement des dents, surtout chez un jeune terrier auquel on avait administré le calomel pendant cinq jours à la dose de 5 centigrammes, répétée trois fois par jour, ce qui portait la dose journalière à 15 centigrammes; il y a eu déchaussement des incisives et des canines, et perte de cinq dents; malgré cela, l'animal a bien guéri de la jaunisse.

Le médicament est donné, pendant quatre à cinq jours, à raison de 3 pilules par jour, puis on réduit à 2, et bientôt à une seule, pour cesser l'administration aussitôt que l'état du malade le permet.

Le traitement est complété par un bon régime alimentaire, les promenades au soleil et les toniques, si cela est jugé nécessaire.

§ III.

Je rapporterai ici quelques observations qui me sont personnelles, et pour ne pas faire des répétitions inutiles qui, du reste, donneraient un trop grand développement à ce travail, je me contenterai de citer quatre observations. 1° Un chien terrier, quatre ans, appartenant à M. de M..., rue de Lille, m'est amené dans l'état suivant : abattement extrême, le chien ne veut rien manger depuis la veille, il a une soif extrême, une constipation violente ; le chien a eu la veille plusieurs vomissements bilieux, les urines sont très-foncées et sanguinolentes, le pouls est vite, le nez sec et chaud, les muqueuses apparentes sont colorées en jaune, et la peau commence à prendre aussi cette teinte.

Comme renseignements on me dit que ce chien a, depuis quelques jours, suivi la voiture et a fait, pendant trois jours, environ 40 kilomètres par jour. En arrivant à Paris il marchait difficilement, comme s'il eût été fourbu.

Le chien est soumis à la médication par le calomel à la dose de 3 pilules de 5 centigrammes par jour, lavements émollients ; chaque jour son état s'améliore, et le cinquième jour on cesse tout traitement ; le chien est mis à un bon régime et marche rapidement à la guérison.

2° Chien terrier appartenant à M. C..., rue Christine, à Paris, âgé de dix mois, soumis depuis plusieurs jours à l'emploi de vomitifs en vue de le préserver de la maladie des jeunes chiens ; ce chien m'est amené avec tous les caractères de la jaunisse, il a eu des vomissements bilieux, soif ardente, pouls très-vite, ventre très-douloureux, inappétence complète ; le chien a eu de la diarrhée pendant deux jours et on a remarqué des selles sanguinolentes. Traitement par le calomel à la dose de 3 pilules par jour (5 centigrammes), lavements amylacés légèrement laudanisés ; ce traitement est continué pendant cinq jours, le cinquième jour, l'animal m'est ramené avec une salivation abondante, les dents sont ébranlées et commencent à se déchausser ; l'état général étant très-amélioré, on cesse le traitement ; malgré cela le chien perdit trois incisives et deux crochets, mais il guérit bien de la jaunisse.

3° Une chienne braque, âgée de cinq ans, après plusieurs fortes journées de chasse à l'ouverture, m'est amenée avec les caractères suivants : marche difficile, dos voûté, poil piqué, gueule sèche et rouge, pouls très-vite et fort, vomissements bilieux fréquents, soif ardente, constipation, pas la moindre teinte ictérique. Croyant à une inflammation intestinale, je lui fis donner des soins appropriés ; le lendemain jaunisse parfaitement caractérisée : 4 pilules de calomel par jour (à 5 centigrammes), lavements émollients, traitement continué pendant cinq jours, puis on mit la bête à 2 pilules seulement ; après huit jours, suppression de tout traitement : la chienne est en pleine convalescence.

4° Un chien terrier croisé, âgé de trois ans, m'est amené avec tous les caractères de la jaunisse ; ce chien était constipé depuis plusieurs jours sans que son propriétaire en ait pris grand souci ; voyant qu'il avait perdu l'appétit et avait des vomissements fréquents, il se décida à me l'amener ; la jaunisse était parfaitement caractérisée ; il fut soumis au traitement à l'aide de 3 pilules de calomel par jour, avec deux lavements émollients par jour ; ce traitement fut continué pendant sept jours. Il y avait eu salivation abondante, mais le propriétaire avait continué la médication ; malgré cela, le chien me fut ramené ; il était gai, presque guéri, bien qu'il présentât encore une teinte jaune très-prononcée ; tout traitement fut cessé et je ne le revis que plus tard très-bien guéri.

Je pourrais multiplier ces exemples, mais je me suis contenté de choisir ces quatre observations qui m'ont paru un peu différentes les unes des autres ; celles que je pourrais rapporter encore auraient trop de points de ressemblance pour que j'aie pensé qu'il fût nécessaire de les rapporter ici ; je me contenterai de dire que sur *vingt chiens* traités de la jaunisse par la médication que j'indique, treize ont guéri et sept sont morts, et encore j'estime que plusieurs de ces animaux m'avaient été amené à une période de la maladie qui ne permettait plus guère d'espérer quelque succès du traitement.

Pour compléter mes observations, je citerai ici quelques faits qui m'ont été transmis par M. C. Leblanc et qui ont été observés à son hôpital.

Une chienne épagneule blanche et jaune, appartenant à Mme Salles, rue de Grenelle-Saint-Germain, à Paris, est envoyée par moi à l'hôpital, pour être soumise au traitement ; cette chienne, très-gravement atteinte de jaunisse, est mise à 5 pilules par jour de 5 centigrammes. Entrée le 10 octobre 1867 à l'hôpital, sortie guérie le 22.

Chien bull-terrier blanc, appartenant à M. Mauvieux, boulevard Magenta, 166. Entré le 14 janvier, sorti guéri le 26 janvier.

5 pilules par jour ; on dut suspendre le traitement au bout de neuf jours, parce que les dents se déchaussaient. Guérison.

Chien bull-terrier, appartenant à M. Marquire, rue Muller, 15, Paris. Entré le 2 mars, sorti guéri le 6 mars.

2 pilules de 5 centigrammes par jour.

Chien épagneul puce, âgé de six ans, appartenant à M. Mahles, boulevard Saint-Denis, 13. Ce chien, qui urinait le sang, entra le 10 mars et sortit, le 28, guéri.

4 pilules par jour de 10 centigrammes.

Trois animaux traités ont succombé à l'hôpital.

M. Trasbot, chef de service à l'École d'Alfort, a obtenu aussi de bons résultats de ce traitement que je lui avais communiqué. Tels sont en résumé les faits que j'ai observés et les résultats obtenus.

En terminant, j'ajouterai que la jaunisse du chat m'a paru présenter des caractères identiques à la maladie observée chez le chien, et que je suis porté à croire qu'on obtiendrait de bons résultats en employant le même traitement, mais je n'ai pas eu l'occasion d'essayer cette médication sur cet animal.

Les expériences sur la médication par le calomel à doses altérantes ont été commencées il y a plus de deux ans; avant de les faire connaître, j'ai voulu que les résultats fussent confirmés par leur répétition, c'est pourquoi je ne me suis pas hâté de les publier. J'avais, dans des conversations particulières, engagé plusieurs de mes confrères à mettre ce traitement en pratique; les succès qu'ils ont obtenus de leur côté m'ont décidé a écrire cette note, afin de généraliser davantage ce mode de traitement, que je crois appelé à rendre quelques services à l'art de guérir les animaux domestiques.

2200   PARIS. — Typographie de RENOU et MAULDE, rue de Rivoli, 144.

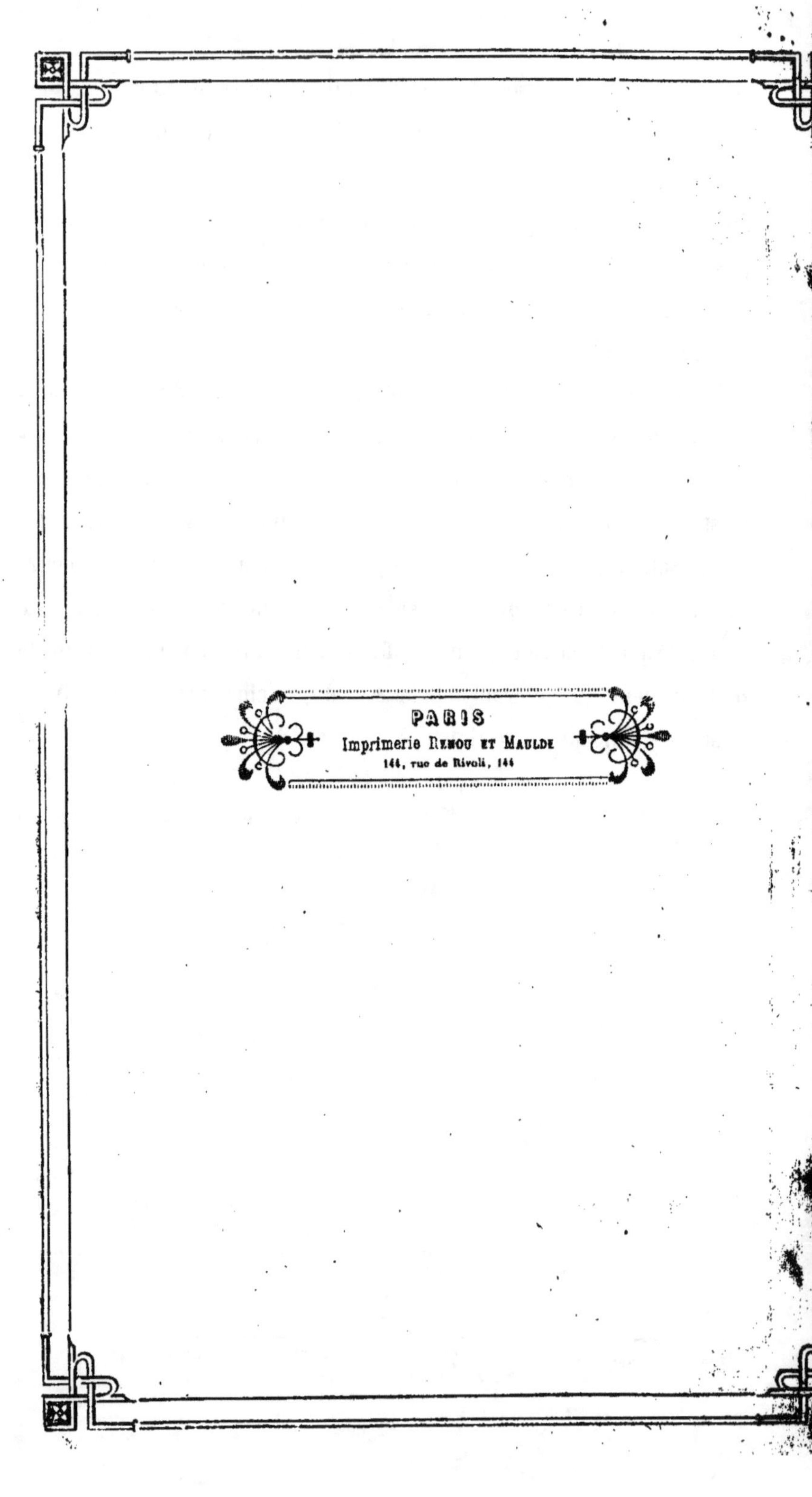
PARIS
Imprimerie REMOU ET MAULDE
144, rue de Rivoli, 144